AF240406

# NOTICE

SUR

# LE MAL DE MER

## ET SA GUÉRISON

PAR

**LES PILULES DITES KABYLIENNES**

## DU DOCTEUR A. POUJOL

Médecin sanitaire,
Professeur agrégé en médecine,
Membre correspondant de l'Académie royale de médecine de Belgique
et de plusieurs autres sociétés savantes,
Chevalier de l'ordre royal de François I<sup>er</sup> (Deux-Siciles).

J'ai lu et interrogé,
J'ai vu et expérimenté ;
J'écris.


## PARIS

### TYPOGRAPHIE DE HENRI PLON

IMPRIMEUR DE L'EMPEREUR

RUE GARANCIÈRE, 8

—

1868

# AVERTISSEMENT.

L'opinion qu'il est impossible de découvrir un remède efficace contre le mal de mer est tellement répandue dans le monde, — aucun de ceux qui l'ont essayé n'y étant parvenu, — que chacun est tenté de s'écrier : *A d'autres !* quand je leur dis sans *vanterie :* JE L'AI TROUVÉ.

Voulant dissiper une si fâcheuse prévention dont les esprits les plus éclairés ne sont pas exempts, je leur livre cet OPUSCULE, dont l'objet principal est de convaincre le lecteur que c'est après des études et des expériences consciencieusement faites, après avoir recueilli bon nombre de faits incontestables de guérison et avoir en ma possession les attestations authentiques qui m'ont été délivrées par des personnes honorables ; la preuve, en un mot, des succès constants que j'ai obtenus avec les pilules dites KABY-LIENNES *, que je me décide à en proclamer l'efficacité.

15 avril 1868.

* Je les appelle ainsi parce que c'est à bord du paquebot *le Kabyle* que mes expériences ont été faites.

# NOTICE

SUR

# LE MAL DE MER

## ET SA GUÉRISON

PAR

## LES PILULES DITES KABYLIENNES.

---

Plusieurs auteurs recommandables ont écrit sur le mal de mer, et s'ils diffèrent entre eux quant à sa *nature* et à la préférence que l'on doit accorder à tel ou à tel des moyens préconisés contre ce mal, ils sont d'accord sur ses causes, ses symptômes, etc. C'est pourquoi, suivant les uns et les autres, il faut savoir se soumettre à ce mal inévitable, aucun médicament n'étant capable, d'ailleurs, de le prévenir ou de le guérir. *Baude* va même jusqu'à dire : « Il ne peut se trouver que des charlatans éhontés capables d'annoncer et de vendre des pilules prétendues spécifiques contre le mal de mer. »

Il semblerait, dès lors, que tout expérimentateur qui se respecte doit renoncer à faire de nouvelles expériences ; eh bien, je n'ai pas tenu compte de ces déclarations exagérées, et je m'en applaudis aujourd'hui, vu les bons résultats que j'ai obtenus. C'est-à-dire qu'après bien des essais infructueux, je suis enfin arrivé à composer *un médicament* EFFICACE *contre le mal de mer*.

Cette affirmation trouvera, j'en suis certain, beaucoup d'incrédules, toute vérité que l'on veut faire adopter, même aux intelligences d'élite, étant semblable à un coin qu'on voudrait faire entrer par le gros bout. Cependant, j'espère dissiper les doutes qui s'élèveront dans les esprits en faisant avec franchise l'historique de ma découverte. Mais auparavant disons quelques mots du mal de mer en général, expression impropre, puisque les symptômes qui le caractérisent se manifestent aussi bien sur un lac, un fleuve, une voiture, une escarpolette, et, chez certains, dans leur domicile à terre. Néanmoins, quelque impropre qu'elle soit, nous continuerons à nous en servir ; l'usage l'ayant consacrée.

§ I. **Causes**. Le mal de mer est généralement attribué au roulis, au tangage, à l'idiosyncrasie, au trouble de la vue et à l'odeur qui s'exhale du charbon, du suif, des cales ou des câbles goudronnés, comme aussi à la raréfaction de l'oxygène de l'air, à l'odeur nauséabonde des mets, et enfin à l'influence de l'imagination et à la peur de sombrer.

Je dis à l'influence de l'*imagination*, puisque madame L*** nous a déclaré avoir eu le mal de mer dans son appartement en ville pendant les *trois jours* qui ont précédé son embarquement; madame ***, de Constantine, l'a éprouvé *vingt-quatre* heures avant de s'embarquer; M. G*** d'Oran, s'est senti mal à l'aise, en faisant chez lui sa toilette de voyage, rien qu'à l'idée de se rendre à Alger par eau.

Quant à la *peur de sombrer*, elle joue un très-grand rôle dans la production du mal de mer, car rien n'y dispose davantage que le resserrement spasmodique de l'estomac occasionné par la crainte; aussi je la considère comme une cause plus fréquente qu'on ne pense. N'oublions pas de noter en terminant que l'abus des liqueurs spiritueuses, des vins généreux, de la bonne chère, y prédispose.

§ II. **Symptomatologie**. Le mal de mer ne se manifeste pas toujours avec la même intensité. Ainsi, chez certains sujets, il se borne à un sentiment de malaise à l'épigastre, auquel se joignent bientôt une pesanteur de tête modérée, quelquefois une véritable céphalalgie, la perte d'appétit, un sentiment qui peut être très-bien caractérisé par ces mots vulgaires : *j'ai l'estomac sur les lèvres*, et qui fait qu'on n'ose se risquer à prendre des aliments : c'est le mal de mer léger.

Malheureusement, il ne se borne pas toujours là, au contraire; alors le malade pâlit, l'extrémité du nez se refroidit, une moiteur plus ou moins abondante perle sur son visage; il bâille, il crache, il cesse toute conversation, il s'isole; enfin le vomissement se déclare, plus ou moins douloureux, plus ou moins violent, selon que l'estomac est plein ou vide.

Jusque-là, le mal de mer est encore *modéré*, attendu que le patient supporte courageusement ses souffrances et a la volonté de les surmonter.

Le mal de mer *violent* s'observe lorsque aux symptômes déjà énumérés se joignent de fréquentes et douloureuses envies de vomir, sans pour cela que le vomissement se manifeste, quelques efforts que le malade fasse; ou bien quand les mouvements fatigants de contraction spasmodique de l'estomac et des intestins, et les vomissements qui les accompagnent, se compliquent d'un anéantissement plus ou moins profond. Dans cet état, l'individu reste accroupi, ses habits inondés par les matières qu'il a rejetées, n'ayant ni la force, ni le courage, ni même la volonté de changer de place. Rien au monde, ni l'imminence du danger, ni la menace, ne peut le faire mouvoir; souvent on ne tire de lui qu'un gémissement, et il prend si peu de soin de son existence, qu'il verrait avec indifférence qu'on voulût le délivrer de la vie.

§ III. Accidents consécutifs au mal de mer. Les auteurs en ont cité un très-petit nombre, puisque, à notre connaissance, il n'a été fait mention jusqu'à ce jour que d'un seul cas d'*hématémèse* mortelle, d'un cas d'encéphalite et d'un cas de gastro-entérite suivies de mort. Cependant il en est d'autres que nous trouvons consignés dans les notes que nous avons recueillies en mer, et qui, nous sommes heureux de le dire, n'ont jamais eu une terminaison fâcheuse ; de ce nombre sont :

1° Les *crises nerveuses* parfois très-violentes ; 2° les *vomissements de sang* peu abondants, mais toujours inquiétants ; 3° les *hémorrhagies utérines*, c'est même l'accident le plus fréquent ; 4° les *névralgies cardiaques*. Dans l'unique cas que j'ai observé à bord, la douleur était si violente, que la malade, assise sur sa couche et manquant de respiration, ne cessait de crier : Docteur, j'étouffe, je me meurs !

Si je me suis plu à faire l'énumération des accidents qui accompagnent parfois le mal de mer, c'est afin de prouver que c'est après de consciencieuses observations, c'est-à-dire après avoir étudié le mal de mer en lui-même et dans ses alarmantes conséquences, et obtenu les succès que j'énumérerai plus loin, qu'il m'est permis d'affirmer : *J'ai trouvé un remède* héroïque *contre le mal de mer.*

§ IV. Début et durée du mal de mer. L'un et l'autre sont conditionnels. Ainsi, chez certains passagers, il se déclare avant le départ ; chez d'autres, dès que le commandant a mis en marche ; chez quelques-uns enfin, ce n'est guère que le deuxième ou le troisième jour, mais alors cela tient à l'état de la mer qui a grossi.

Quant à la durée du mal de mer, elle varie selon les individus ; tel malade l'éprouvant pendant un ou deux jours, tel autre pendant une semaine, il en est qui en souffrent pendant toute la traversée.

§ V. Nature du mal de mer. N'écrivant pas pour les médecins, mais bien pour les navigateurs, à qui il importe fort peu qu'on leur explique le *pourquoi* ils souffrent, pourvu qu'on les soulage, je me dispenserai d'entrer dans une discussion scientifique sans intérêt pour eux, me bornant à leur dire :

D'après mon expérience, le mal de mer doit être attribué à la contraction spasmodique des organes de la digestion réagissant sur l'encéphale, qui est lui-même directement ou sympathiquement affecté, et *vice versâ*, soit que le moral influe sur le physique, ou que le physique agisse sur le moral ; c'est-à-dire que vu l'étroite corrélation qui existe entre l'estomac et le foie d'une part, et le cerveau d'autre part, les symptômes dus au trouble de l'un ou des autres retentissent immédiatement sur *tous*, en vertu d'une sympathie réciproque, reconnue de tout temps par les physiologistes ; ce qui le prouve, c'est qu'en partant de ce principe, je suis arrivé à composer des pilules dont l'efficacité ne saurait être contestée. Voyez ci-après les observations et attestations.

§ VI. Traitement du mal de mer. Jusqu'à ce jour on s'est borné à conseiller aux personnes qui craignent d'avoir le mal de mer ou qui en souffrent : « Prenez et gardez la position horizontale ; tâchez de vous distraire, faites de l'exercice au grand air dès que vous le pourrez, favorisez les vomissements en buvant des boissons tièdes, calmez la soif avec des boissons froides acidulées, abstenez-vous d'aliments solides, exercez la compression de l'abdomen, etc. »

Tous ces moyens ne réussissent guère que comme *palliatifs*. On aurait donc tort de croire qu'ils préviendront le mal de mer, à plus forte raison qu'ils le guériront. C'est pourquoi après les avoir inutilement conseillés moi-même, je me suis enfin décidé à faire des expériences dont l'historique fera le sujet de la section suivante.

§ VII. Histoire de ma découverte. En 1852, c'est-à-dire à une époque où je n'avais pas encore navigué comme médecin sanitaire, j'ai écrit dans mon *Dictionnaire de médecine pratique, etc., édité par l'abbé Migne*, page 1083 : « Dans l'alternative où m'avaient laissé des conseils opposés les uns aux autres, j'en ai toujours fait à ma tête, et m'en suis très-bien trouvé. Je n'ai donc recommandé aucun anti-émétique, tous ceux que l'on a proposés agissant plus sur le moral que sur le physique ; laissant les navigateurs entièrement libres dans leur choix. »

Telles sont les conclusions pratiques de mon article *Vomissement marin* ou *Mal de mer*. Dès 1859, la nécessité où je me suis trouvé de donner des soins aux personnes atteintes de ce mal à mon bord, m'a conduit, je le répète, à faire des expériences qui enfin, par leurs résultats, ont complétement changé mon opinion ; en voici le récit.

Moralement tourmenté de voir tant de personnes souffrant du mal de mer, à qui je n'avais que des paroles d'encouragement à donner — l'éther, le chloroforme, l'opium, etc., n'ayant procuré aucun soulagement aux malades auxquels je les administrais — il me vint à l'esprit d'essayer d'un mélange de médicaments, qui me réussit constamment contre les vomissements pituiteux qui se manifestent le matin à jeun et après les repas, mais sans mélange d'aliments ; j'en composai des pilules qui se trouvèrent très-grosses, les substances qui entraient dans leur composition n'étant efficaces qu'à haute dose.

Cependant je réussis à les faire avaler à un recteur de Cologne qui se rendait de Marseille à Valence (Espagne). Il était si souffrant et tellement effrayé, qu'il voulait que le garçon de chambre le veillât la nuit, et que je lui promisse d'accourir sitôt qu'il me ferait demander.

Dans ces circonstances, je crus devoir faire l'essai de mes pilules ; j'en vantai l'efficacité : le recteur en avala deux, non sans difficulté ; — cependant j'en avais fait quatre parts en les partageant — et aussitôt les vomissements se calmèrent, la nuit fut bonne ; le malade se débarqua, nous étions arrivés à sa destination.

Malgré ce premier succès, je dus renoncer à prescrire ces pilules, toutes les personnes à qui je les avais offertes ayant refusé d'en faire usage. Nous ne pourrons jamais avaler cela, disaient-elles.

Un jour, ayant à combattre des crises nerveuses qui succédaient aux efforts du vomissement, je composai, à bord, une potion propre à combattre les phénomènes nerveux et le mal de mer qui les occasionnait. Cette potion me réussit si bien, que depuis ce jour-là je m'en suis toujours servi avec le même avantage, toutes les fois que le mal de mer était très-violent, soit qu'il se compliquât de maux de nerfs, ou qu'il se bornât à des vomissements très-douloureux et trop longtemps prolongés.

Témoins de son efficacité, madame E***, femme d'un lieutenant général, et M. Alby, vice-consul d'Espagne à Philippeville (*), me prièrent de leur en donner la formule, pour *le cas où ils seraient obligés tôt ou tard de faire un nouveau voyage sur mer.*

A leur tour, plusieurs personnes m'ont demandé pourquoi je ne *vulgarisais* pas ma potion. Par une raison bien simple, ai-je toujours répondu, c'est parce que j'ai reconnu qu'elle ne se conserve pas ; la fermentation s'y établit bientôt, surtout dans les pays chauds ; elle en altère les propriétés et la rend très-désagréable au goût ; il faut donc la préparer *extemporanément.* Or, croit-on qu'il soit facile, lorsque la mer est grossé et que le navire roule ou tangue démesurément, de doser une potion ? — de maintenir les balances en équilibre, compter goutte à goutte certains liquides qui entrent dans sa composition ? — C'est plus difficile qu'on ne pense, et c'est à mes yeux un très-grand inconvénient.

C'est pourquoi, encouragé par les bons effets que j'en ai obtenus lorsque je suis arrivé à la bien doser, je me suis enfin demandé : Ne pourrais-je pas, avec partie des médicaments qui entrent dans la potion et certaines des drogues qui formaient mes pilules, en composer de nouvelles qui auraient la même efficacité ? C'étaient des expériences à tenter, je les fis. C'est-à-dire que je composai des pilules avec...... — c'est mon secret, — et cette opération faite, j'ai voulu, avant de les administrer aux passagers atteints du mal de mer, m'assurer d'abord de leur innocuité en étudiant sur moi-même leurs effets physiologiques.

A cet effet, après avoir pris deux pilules, puis trois, puis quatre, à un jour d'intervalle, — la dose ordinaire était de deux pour un adulte, — j'ai acquis la conviction que je pouvais les faire avaler sans crainte à mes

(*) Voyez son attestation à la fin de la notice, note I.

malades, quatre pilules n'ayant produit en moi, à jeun, aucun phéno- mène appréciable, ni lourdeur de tête, ni somnolence, ni dyspnée, ni ardeur d'estomac, ni douleur d'entrailles, ni changement dans le nombre des pulsations de la radiale; j'ai mangé comme à l'ordinaire, et tout s'est fort bien passé.

Plus tard, voulant connaître leur influence sur la digestion, j'ai pris une dose de pilules, une demi-heure avant de dîner, j'ai mangé comme de coutume, sans éprouver le moindre trouble dans mes digestions.

De même, une dose prise le jour suivant, une heure après le repas, n'a pas eu d'autre résultat que les doses prises à jeun dans mes précé- dentes expériences. C'est pourquoi, certain de ne pas nuire, j'en fis l'application pratique; voici le résultat de ces nouveaux essais.

1<sup>er</sup> *fait.* Madame *** est prise du mal de mer, *deux* pilules lui sont administrées; *le vomissement s'arrête immédiatement.* Elle a reposé et s'est si bien trouvée de ces moments de calme, qu'elle a dîné de fort bon appétit.

2<sup>e</sup>, 3<sup>e</sup>, 4<sup>e</sup> *et* 5<sup>e</sup> *faits.* Dans la même traversée, *quatre* femmes israélites qui n'avaient jamais voyagé sur mer, étant atteintes toutes les quatre du mal de mer avec anéantissement modéré, une dose de pilules fut administrée à chacune d'elles. Aussitôt les vomissements *cessèrent* et le sommeil les gagna. Quelques heures plus tard, elles avalèrent une nouvelle pilule, et encore une autre pendant la nuit; elles ont parfaitement reposé, et le vomissement *n'a plus reparu.*

6<sup>e</sup> *fait.* Madame F***, très-impressionnable et très-sujette au mal de mer, avait été recommandée au Commandant, qui me la recommande à son tour, en me disant d'un air malin : Docteur, si vous guérissez cette dame, je m'engage à faire moi-même de la propagande pour vos pilules.

M'étant rendu auprès de madame F***, je la trouve vomissant son déjeuner; or, des aliments étant rejetés, je dus attendre pour lui admi- nistrer mes pilules un moment plus opportun. Bientôt la malade ne rendant que quelques pituites, je lui offris deux pilules. — Mais docteur, je sens que je vais les rendre. — Prenez toujours, j'y tiens; si vous les rejetez, vous serez quitte en en avalant deux autres immédiatement. Leur effet fut si prompt que madame F*** s'est assoupie et est restée calme. Pour prolonger ce calme, d'autres pilules lui ont été administrées, et nous sommes arrivés à Alger qu'il durait encore. Enfin madame F*** prenant congé du Commandant, celui-ci a demandé : Eh bien, madame, vous êtes-vous bien trouvée des pilules du docteur? — Parfaitement, Commandant, veuillez le remercier pour moi... Placé derrière cette dame, j'ai recueilli sa réponse.

7<sup>e</sup> *et* 8<sup>e</sup> *faits.* Il s'agit soit d'une jeune juive qui, souffrant de la tête et de l'estomac, mais sans vomir, n'a consenti à prendre qu'*une* pilule et n'a point voulu les continuer, malgré le soulagement qu'elle en avait ressenti; soit de son mari, qui, tenant beaucoup à ce que sa femme en prît, en avala une et lui dit : Tu le vois, ce n'est pas plus difficile que cela. Il en est résulté que ce passager, qui avait déjà l'estomac soulevé et craignait d'avoir le mal de mer, a été *complétement remis,* ce sont ses expressions, après avoir pris cette unique pilule.

9e *fait.* Un jeune Israélite qui vomissait depuis quelques instants prend deux pilules. Aussitôt le vomissement s'arrête, et il repose longtemps, n'ayant pas dormi la nuit. Il a pris encore deux autres pilules et n'a point rechuté.

10e *et* 11e *faits.* Une dame enceinte de sept mois, dit au garçon de chambre : Attendez-vous à ce que je vous donne beaucoup de peine; chaque fois que je fais un voyage sur mer, je suis mourante! j'ai déjà vomi en montant sur le bateau. Des pilules lui ayant été immédiatement administrées, — *malgré que son estomac fût encore soulevé* — le malaise cessa aussitôt, et elle se trouva bien.

Plus tard elle monta et s'assit sur la dunette, tenant sur ses genoux son enfant âgé de trois ans. Celui-ci ayant le mal de mer, le second du navire me dit : Docteur, voilà un cas ou jamais d'essayer vos pilules.

Mes pilules étant trop grosses et la dose trop élevée pour ce petit garçon, j'en pulvérisai une et lui fis avaler le cinquième de ses fragments. Le vomissement s'est *immédiatement arrêté.*

Pour remédier à l'inconvénient d'être obligé de pulvériser mes pilules, j'ai composé celles dont je me sers habituellement dans tous les cas. On en trouvera le mode d'administration et la dose, VIIIe section. Reprenons le récit de mes expériences.

12e, 13e *et* 14e *faits.* Je les ai résumés dans les trois attestations signées par les *docteurs* Rouget, Letellier et Debout. Voyez la note no II.

Cependant il est une circonstance particulière qu'il est important de noter. M. Letellier, témoin des bons effets opérés par mes pilules, vient me trouver et me demande si son camarade Debout, qui est là haut et vomit, peut en prendre. — Certainement, répondis-je; en voilà trois, faites-les-lui avaler. — Le docteur Debout les avale, et *cinq* minutes après il se promenait sur la dunette, fumant une cigarette. Il est descendu le dernier pour se coucher.

15e *fait.* Une jeune fille vomissait depuis quelque temps. Le maître d'hôtel, s'en étant aperçu, veut lui administrer des pilules; mais, après beaucoup d'hésitation, elle n'en avale qu'une, craignant qu'elles ne lui fassent mal; elle a suffi pour arrêter le vomissement, et *il n'a plus reparu.*

16e *fait.* Nous embarquons à Bone pour Tunis une dame tellement sujette au mal de mer, qu'elle n'a jamais pu manger à la table commune, même quand le navire est à l'ancre. Atteinte de vomissements dès que nous eûmes quitté le port, des pilules lui furent administrées; elle ne put les garder plus d'un quart d'heure. Une nouvelle dose lui ayant été donnée, celle-ci produisit l'effet accoutumé. Elle fut même si efficace, que dans l'après-midi — à mon grand étonnement — malgré une grosse mer, un vent violent et leurs effets sur le navire, cette dame est montée sur le pont, où elle est restée à causer avec les passagers ; elle a dîné avec eux sans en être incommodée ; *le mal de mer était vaincu !*

17°, 18° *et* 19° *faits.* Voyez note III, les attestations de MM. Bart et Paris.

En dehors de ces attestations, nous devons signaler un fait particulier. Il s'agit de M. Bart, qui faisait de si grands efforts pour vomir, mais sans résultat, qu'on l'entendait de très-loin. Trois pilules lui ayant été administrées, les envies de vomir se calmèrent et avec elles les tiraillements douloureux de l'estomac. Le bien-être leur a succédé et s'est maintenu.

20° *fait.* Le jeune Mercier est si délicat, que par un temps calme, un peu de roulis occasionné par la houle suffit pour lui donner le mal de mer. Celui-ci n'étant pas porté jusqu'à produire l'anéantissement, il lutta avec une énergie telle, qu'au dîner il a quitté sa place à table pour vomir et l'a reprise jusqu'à *trois* fois. Témoin de cela, le commandant m'a dit : Mais, docteur, donnez donc de vos pilules à ce jeune homme. C'est ce que j'ai fait, en lui recommandant de se coucher. En se déshabillant il a vomi de nouveau deux gorgées, mais pas les pilules. Deux heures après j'ai été le voir, il reposait ; la nuit a été excellente ; le jeune Mercier s'est levé, a copieusement déjeuné ; il était *réellement guéri.* Voir l'attestation de M. Mercier père, note IV.

21° *et* 22° *faits.* M. *** et madame ***, étant pris du mal de mer, prennent des pilules. Désirant en connaître les effets, je m'adresse au maître d'hôtel, qui me répond : M. *** ne vomit plus, mais madame, n'ayant pu les avaler, vomit toujours. Une deuxième dose lui ayant été administrée, et cette fois les pilules ayant *passé* à l'aide d'une tasse de thé, les vomissements se sont calmés et ne se sont plus renouvelés.

Quant à M. ***, quoique le vomissement fût arrêté depuis longtemps, il se plaignait encore quelques heures après d'avoir l'estomac soulevé, un violent mal de tête, etc. Je lui conseillai de répéter la dose des pilules ; ce qu'il fit, et le calme est enfin survenu.

23° *fait.* M. R***, sortant de faire une forte maladie, ne tarde pas à être pris du mal de mer ; néanmoins il refuse de prendre des pilules, il ne peut les avaler. Désirant qu'il en use, j'en pulvérise trois, qu'il prend dans une cuillerée d'eau froide sucrée ; bientôt son état s'améliore. Néanmoins le malaise persistant, il se décide, ne voulant pas me donner la peine d'en pulvériser d'autres, de les laisser se dissoudre dans sa bouche, ce qui lui a parfaitement réussi. Voyez son attestation, note V.

24° *et* 25° *faits.* Voyez les attestations de MM. Schlin et Warre, note VI.

*Nota bene.* Chez M. Schlin la première dose a arrêté les vomissements, et une demi-heure après avoir pris la seconde, il a avalé un potage, fait sa toilette, est monté sur le pont, a mangé aux heures des repas, et tout s'est fort bien passé.

Quant à M. Warre, il n'éprouvait qu'un mal de tête assez vif, un soulèvement d'estomac et pas d'appétit. Ayant pris deux pilules, il a pu, une demi-heure après, manger une tranche de pâté froid et boire par-dessus un demi-verre de vin.

Donc *toutes* les personnes qui ont pris des pilules s'en sont bien trouvées, et c'est ce qu'ont affirmé MM. les officiers du bord dans leur attestation collective. Voyez note VII, où j'ai réuni toutes les attestations postérieures à celle-ci.

§ VIII. Doses et mode d'administration des pilules. *Doses :* de trois à douze ans : *une*, — de douze à vingt ans : *deux*, — à vingt ans et au-dessus : *trois*.

Le malade doit en prendre une dose immédiatement après chaque vomissement, n'importe le temps écoulé depuis la dernière. Puis une nouvelle dose, de deux en deux heures, et plus souvent s'il survient du malaise, des envies de vomir, etc. Dans ce cas il en avale une, deux et même la dose entière, suivant l'intensité des symptômes.

Par contre, si le calme persiste, il peut mettre un plus long intervalle dans l'emploi des pilules, ou en prendre moins, les suspendre même tout à fait, pourvu qu'on ait la précaution d'y recourir dès que le malaise se fait de nouveau sentir.

Enfin les personnes qui craignent beaucoup la mer peuvent en commencer l'usage, comme préservatif, *dix* minutes avant le départ du bateau.

Généralement elles s'administrent dans une cuillerée d'eau, mais pour en faciliter la déglutition on peut les avaler à l'aide d'une tasse de thé chaud, ou d'un demi-verre d'eau froide sucrée et aromatisée avec de l'eau de fleurs d'oranger, de mélisse ou autre.

De même si la faim se fait sentir, le malade peut prendre des aliments une demi-heure après avoir pris des pilules et en renouveler la dose une heure après avoir mangé.

§ IX: Régime alimentaire (*). Tout passager qui craint d'avoir le mal de mer et qui cependant peut figurer à table doit donner la préférence aux aliments dits de haut goût — sardines salées, anchois, saucisson, jambon, etc., — aux viandes noires, au poisson grillé ou frit, aux rôtis, aux viandes grillées, à la volaille, au gibier, etc., et s'abstenir de légumes, des sauces au beurre, des crèmes et de tous autres mets sucrés.

(*) Ne pas oublier jusqu'à la fin, que je raisonne dans l'hypothèse où l'on n'userait point des pilules.

Nous faisons exception, quant aux légumes, en faveur des épinards, des asperges et de l'oseille.

Mais quels que soient les aliments dont on fait choix, il convient d'en user sobrement, une petite quantité de nourriture qui *passe bien* soutenant mieux les forces qu'un repas copieux mal digéré, et exposant moins au mal de mer.

Est-il sage de manger, est-il prudent de s'en abstenir lorsqu'on est malade?

Tant qu'on n'a pas vomi et que le mal de mer se borne à une douleur épigastrique, avec céphalalgie légère, si le malade n'a rien pris depuis longtemps et qu'il espère garder les aliments, il n'y a pas d'inconvénient à ce qu'il se nourrisse modérément, son malaise pouvant provenir de la vacuité de l'estomac. Si au contraire il a déjà vomi, il fera bien de garder l'abstinence. Du bouillon froid dégraissé, la limonade gazeuse, l'eau sucrée et aromatisée avec l'alcool de menthe, l'eau de fleurs d'oranger, de mélisse, etc., suffiront.

A ce propos, nous ne saurions trop blâmer la manie que l'on a, les dames surtout, de manger des oranges pour éviter le mal de mer. Rien n'est plus préjudiciable, l'orange par sa douceur et la fermeté de sa chair étant très-indigeste. C'est pour calmer la soif, diront-elles; soit, mais il faut préférer aux oranges, le sirop de groseilles étendu d'eau, le soda-water, la limonade gazeuse, un grog légèrement alcoolisé, etc., bus par petites quantités à la fois; mieux vaudrait tromper la soif avec une tranche de citron gardée dans la bouche, une tranche de pomme ou de poire, les pastilles à la menthe, etc.

Quant au thé, dont on use si volontiers, il doit être brûlant, attendu que bu tiède il provoque le vomissement.

§ X. Accidents consécutifs au mal de mer. Nous garderons le silence à leur endroit, notre conviction étant que les pilules convenablement administrées, si elles ne guérissent pas complétement le mal de mer, le rendront tellement bénin que les accidents dont il s'agit ne se manifesteront pas.

Conclusions. Croire aux bonnes qualités et à la solidité du navire, avoir confiance dans la capacité et la prudence du Commandant et des officiers du bord, respirer des odeurs légèrement aromatiques, suivre exactement les instructions que nous avons données sur l'emploi des pilules et du régime, garder la position horizontale, tel est le traitement du mal de mer. Toute personne qui l'emploiera peut être assurée que, si ce mal ne cède pas à la première dose de pilules, il ne résistera point à la deuxième, ou du moins, comme il l'a fait jusqu'à ce jour, à la troisième.

# NOTES.

Note I. *Attestation de* M. Alby. Je soussigné, vice-consul d'Espagne et de Portugal, agent de la compagnie de navigation mixte à Philippeville, faisant la traversée de Marseille en Algérie, accompagné de ma femme, au mois d'octobre dernier, déclare qu'une potion composée par M. le docteur Poujol, médecin du bord, et donnée par cuillerées à madame Alby, mon épouse, a calmé au bout de peu d'instants le mal de mer dont elle souffrait horriblement.

Madame Alby souffre si violemment du mal de mer, que depuis dix-huit ans qu'elle habite l'Algérie, je n'ai pu la décider que trois fois à se rendre en France, à cause de la traversée qu'elle appréhendait; mais actuellement qu'elle a été assez heureuse de rencontrer à notre dernier voyage à bord du vapeur *le Kabyle,* le docteur Poujol, certes elle serait très-disposée à repartir pour France.

Qu'il me soit permis de dire, dans l'intérêt de l'humanité, les bons effets de cette potion à petite dose. Ma femme, on le sait ici à Philippeville, souffre tellement du mal de mer, même avec les plus beaux temps, qu'elle se couche dès qu'elle met le pied à bord et ne se relève qu'à l'arrivée dans le port de destination; et pendant toute la durée de la traversée, elle n'avait jamais pu rien garder dans l'estomac, pas même une tasse de thé, pour arrêter les vomissements.

A notre dernier voyage et après avoir pris plusieurs fois de la potion, non-seulement les maux de cœur se sont calmés, mais encore elle a pu prendre une légère nourriture qu'elle a pu parfaitement conserver.

M. le docteur Poujol m'avait déjà, dans une précédente traversée, confié son idée de mettre en pilules le composé de cette potion que je lui ai vu administrer avec un grand succès à une dame passagère du *Kabyle,* car il éprouvait quelques difficultés, me disait-il, dans la conservation de sa potion.

Je l'engageai fortement dans son idée de poursuivre la réussite de cette possibilité, et j'ai appris depuis par plusieurs passagers qui ont voyagé avec lui qu'il avait complétement réussi.

Je ne finirai pas sans remercier M. le docteur Poujol de tous les soins empressés qu'il prodigue avec tant de générosité aux malades de son bord; heureux ceux qui peuvent faire la traversée avec lui, car ils sont sûrs de rencontrer avec l'homme de science, l'homme sympathisant avec les souffrances de ses semblables.

Je désire que ces lignes, faible témoignage de ma reconnaissance, puissent être de quelque utilité au docteur Poujol, et surtout qu'elles passent sous les yeux des personnes susceptibles de voyager en mer, car elles trouveront la possibilité de se préserver d'un des maux les plus souffrants.

Philippeville, le 4 février 1868. Signé : P. ALBY, chevalier de l'ordre d'Isabelle II.

NOTE II. *Attestations de MM. les docteurs* ROUGET, LETELLIER *et* DEBOUT. Je soussigné, *docteur en médecine*, certifie avoir éprouvé sur moi-même les bons effets des pilules du docteur Poujol contre le mal de mer. Signé : L. ROUGET.

Je soussigné, *docteur en médecine*, certifie avoir éprouvé sur ma femme les bons effets des pilules du docteur Poujol contre le mal de mer. A bord du *Kabyle*, le 1er décembre 1867. Signé : F. LETELLIER.

Je soussigné, A. Debout, *docteur en médecine*, certifie avoir éprouvé sur moi-même et constaté sur d'autres les bons effets des pilules du docteur Poujol contre le mal de mer. A bord du *Kabyle :* même date. Signé : docteur DEBOUT.

NOTE III. *Attestations de* MM. BART *et* PARIS. Je soussigné déclare avoir constaté sur ma femme et sur moi les bons effets des pilules du docteur Poujol contre le mal de mer, dans la traversée de Marseille à Oran. A bord du *Kabyle*, le 21 décembre 1867. Signé : E. DU BART, receveur de l'enregistrement.

Je soussigné certifie que pendant ma traversée de Marseille à Oran, j'ai fait usage des pilules du docteur Poujol, et qu'elles sont très-efficaces contre le mal de mer. A bord..., même date. Signé : E. PARIS, officier comptable des subsistances militaires.

NOTE IV. *Attestation de* M. MERCIER. Je certifie que mon fils a éprouvé de très-bons effets des pilules du docteur Poujol contre le mal de mer. *Kabyle*, le 30 décembre 1867. Signé : MERCIER, chef d'escadron d'artillerie.

NOTE V. *Attestation de* M. ROUSSEL. Oran, le 21 janvier 1868. Monsieur le docteur, j'ai éprouvé un grand soulagement, grâce à vos pilules contre le mal de mer, pendant notre traversée des 1er et 2 janvier, et je me plais à reconnaître leur efficacité. Veuillez agréer, avec mes remercîments, l'assurance de mes sentiments très-distingués. Signé : Ch. ROUSSEL.

NOTE VI. *Attestations de* MM. SCHLIN ET WARRE. Je certifie que pendant la traversée d'Oran à Marseille, j'ai éprouvé de très-bons effets contre le mal de mer en faisant usage des pilules du docteur Poujol. A bord du *Kabyle*, le 10 janvier 1868. Signé : E. SCHLIN, lieutenant du génie.

J'atteste, que dans la traversée d'Oran à Marseille, les pilules du docteur Poujol m'ont procuré un soulagement réel contre le mal de mer. A bord..., même date. Signé : P. DE WARRE, lieutenant au 4e chasseurs d'Afrique.

Note VII. *Attestation de MM. les* officiers du bord. Paquebot-poste *le Kabyle.* — Service maritime des Messageries Impériales.

Nous soussignés, Gaude (*Louis*), capitaine au long cours, commandant le paquebot-poste *le Kabyle,* aux Messageries Impériales; Autié (*Bernard*) capitaine au long cours, second capitaine; Vallet (*Paul*), capitaine au long cours, lieutenant, et Chaunière (*Michel*), premier mécanicien; certifions qu'il est à notre connaissance que, pendant différents voyages et avec des temps divers, le docteur Poujol, médecin sanitaire du bord, a obtenu des succès constants avec ses pilules contre le mal de mer, sur les passagers atteints de ce mal à qui il les a administrées. — En foi de quoi nous lui avons délivré le présent. A bord du *Kabyle,* le 14 janvier 1868. Suivent les signatures.

*Attestation de M. Alfred* Teissier. Je soussigné, Alfred Teissier, négociant, demeurant à Philippeville (Algérie), déclare que j'ai été entièrement préservé du mal de mer par l'emploi des pilules du docteur Poujol.

Partis de Marseille le 24 janvier 1868, à bord du vapeur *le Kabyle,* la plus grosse mer, les plus gros temps, véritable tempête, nous ont accompagnés jusqu'à Stora, notre destination.

Nous n'avions pas encore quitté le golfe de Marseille, et j'éprouvais déjà, comme cela m'était toujours arrivé dans de nombreuses traversées, j'éprouvais, dis-je, les premières atteintes du mal de mer, toujours terrible pour moi, lorsque M. le docteur Poujol, touché des souffrances que je commençais à endurer, me prescrivit ses pilules, que je m'empressai de prendre.

J'affirme hautement que non-seulement toute douleur disparut presque immédiatement, mais encore que durant toute la traversée j'ai pu prendre tous mes repas, dormir sans être fatigué, chose *inouïe* pour moi, que la mer la plus calme rendait *malade.*

Les personnes qui savent ce que ce mal a d'affreux dans ses souffrances accablantes comprendront combien est grande et sincère la reconnaissance que je garde au docteur Poujol pour le service qu'il m'a rendu.

En priant M. le docteur Poujol d'accepter cette attestation, faible expression de mes sentiments de gratitude, je désire qu'il consente à propager le remède dont il a le secret; ce sera rendre d'immenses services aux personnes appelées à voyager sur mer.

Philippeville, le 22 janvier 1868. Signé : *Alf.* Teissier. Vu pour la légalisation de la signature de M. *Alfred Teissier* apposée ci-dessus : le maire de Philippeville, A. Wallet (avec le sceau de la mairie).

*Attestations de* MM. Allegro. Je soussigné, chef d'escadron en retraite, officier de la Légion d'honneur, certifie que pendant la traversée de *Stora* à Marseille, mon fils, atteint du mal de mer, a fait usage avec succès des pilules du docteur Poujol contre ce mal. A bord du *Kabyle*, le 7 février 1868. Signé : ALLEGRO.

Je soussigné déclare que pendant la traversée de Marseille à Stora j'ai fait usage des pilules du docteur Poujol contre le mal de mer, et que j'en ai retiré les mêmes bons effets que dans mon précédent voyage. A bord du *Kabyle*, le 15 mars 1868. Signé : *Alex*. ALLEGRO.

*Attestation de* M. ISAAC. Je soussigné certifie qu'atteint du mal de mer dans la traversée de Stora à Marseille, j'ai usé des pilules du docteur Poujol, qui m'ont fait le plus grand bien. A bord du *Kabyle*, le 7 février 1868. Signé : *Gustave* (*illisible*) ISAAC.

*Attestation du capitaine* FLEURY. Je soussigné, capitaine au 3e régiment de spahis, chevalier de la Légion d'honneur, certifie que, pendant la traversée de Stora à Marseille à bord du *Kabyle*, M. le docteur Poujol m'a fait prendre des pilules contre le mal de mer, et que j'en ai ressenti le plus grand bien. A bord, le 7 février 1868. Signé : FLEURY.

*Attestation de* M. DE LEUCHEY. Je soussigné, Gustave Guyot de Leuchey, lieutenant-colonel au régiment étranger, déclare que madame de Buzy, ma parente, atteinte du mal de mer pendant la traversée de Marseille à Oran, a fait usage des pilules du docteur Poujol contre ce mal, et qu'elles ont fait le meilleur effet. A bord du *Kabyle*, le 15 février 1868. Signé : G. DE LEUCHEY.

*Attestation de* M. SEMIDEY. Je soussigné certifie que, dans la traversée d'Oran à Marseille, mon fils Henri, atteint du mal de mer, a fait usage avec succès des pilules du docteur Poujol contre ce mal. A bord du *Kabyle*, le 8 mars 1868. Signé : SEMIDEY, capitaine de cavalerie.

*Attestation de* M. BOHY. Je soussigné, Élie-Benjamin Bohy, adjoint à l'intendance militaire, déclare que, atteint du mal de mer pendant la traversée de Marseille à Stora, j'ai fait usage des pilules du docteur Poujol contre ce mal, et qu'elles m'ont fait le plus grand bien. A bord du *Kabyle*, le 15 mars 1868. Signé : BOHY.